73 Recettes Pauvres en Sodium:

Peu Importe Votre Etat de Santé, Ces Recettes Vous Aideront à Réduire vos Apports en Sel

Par

Joe Correa CSN

DROITS D'AUTEURS

Cette publication est conçue pour apporter des informations exactes et faisant autorité dans le domaine traité. Nous informons le lecteur que ni l'éditeur ni l'auteur n'ont de compétences à délivrer des conseils médicaux. Si vous avez besoin d'assistance ou de conseils médicaux, consultez votre médecin. Ce livre doit être considéré comme un guide et il ne devrait, en aucune manière, être utilisé au détriment de votre santé. Demandez l'avis de votre médecin avant de commencer ce programme nutritionnel pour vous assurer qu'il vous convient.

REMERCIEMENTS

Ce livre est dédié à mes amis et aux membres de ma famille qui ont soufferts de maladies bégnines ou plus graves, afin qu'ils puissent trouver une solution et faire les changements nécessaires dans leur mode de vie.

73 Recettes Pauvres en Sodium:

Peu Importe Votre Etat de Santé, Ces Recettes Vous Aideront à Réduire vos Apports en Sel

Par

Joe Correa CSN

SOMMAIRE

À PROPOS DE L'AUTEUR

Après des années de recherches, je crois sincèrement aux effets positifs qu'une alimentation appropriée peut avoir sur le corps et l'esprit. Mes connaissances et mon expérience, que j'ai partagées avec ma famille et mes amis, m'ont aidé à améliorer ma santé tout au long de ma vie. Je suis persuadé que plus vous en saurez sur la manière de manger et boire sainement, plus vous souhaiterez changer votre mode de vie et votre alimentation.

La nutrition est un élément clé pour être en bonne santé et vivre plus longtemps, alors commençons dès aujourd'hui. Le premier pas est le plus important, il est aussi le plus symbolique.

INTRODUCTION

73 Recettes Pauvres en Sodium:
Peu Importe Votre Etat de Santé, Ces Recettes Vous Aideront à Réduire vos Apports en Sel

Par Joe Correa CSN

Le chlorure de sodium est une substance minérale qui joue un rôle important dans l'équilibre des fluides de notre corps. Réguler notre apport en sodium permet donc de prévenir une accumulation trop importante de fluides autour du cœur, des poumons, des reins, et d'autres organes.

Un régime pauvre en sodium est en fait très simple à suivre, mais également très bénéfique pour votre organisme. La source la plus riche en sodium est le sel, et nous en consommant chaque jour, sous différentes formes. Ce régime est particulièrement recommandé pour les personnes de plus de 50 ans ayant des problèmes de reins, ou d'autres soucis de santé (dont une pression sanguine trop élevée).

La plupart des gens s'inquiètent du taux de sucre qu'ils consomment, mais un apport trop élevé en sel peut également causer de sérieux problèmes de santé.

Suivre un régime pauvre en sodium signifie une chose simple : retirer votre salière de la table ! Ce genre de régime est souvent recommandé par les spécialistes aux patients souffrant de problèmes de reins, de maladies cardio-vasculaires, ou d'une pression sanguine trop élevée.

Mais un régime pauvre en sodium n'a pas à être pauvre en goût ! Ces recettes vous feront découvrir de nouvelles saveurs, tout aussi délicieuses.

Le meilleur conseil que je puisse vous donner, c'est de tester vos plats pendant que vous les cuisinez. N'ayez pas peur de jouer avec les ingrédients, c'est amusant, et vous pourrez inventer vos propres recettes, juste à votre goût. Ajoutez vos herbes et épices favorites, et rendez vos plats très spéciaux pour vous et votre famille ! Quelles que soient vos choix, souvenez-vous que mère-nature nous a donné tout ce dont nous avons besoin pour nous nourrir de manière équilibrée et avoir une vie saine ; vous avez juste besoin de découvrir de nouvelles saveurs et de nouvelles manières de préparer vos plats !

73 RECETTES PAUVRES EN SODIUM: PEU IMPORTE VOTRE ETAT DE SANTE, CES RECETTES VOUS AIDERONT A REDUIRE VOS APPORTS EN SEL

1.   Salade Tropicale Sucrée

Ingrédients :

1 mangue, pelée, dénoyautée et coupée en cubes

3 grosses pommes vertes, pelées et tranchées

½ petit ananas, pelé et coupé en cubes

1 concombre, en rondelles

1 orange, pelée et coupée en quartiers

Pour la sauce :

1 cuillère à café de menthe fraîche, finement hachée

2 cuillères à soupe de jus d'orange

1 cuillère à soupe de jus de citron

Une pincée de paprika, moulu

1 cuillère à café de sucre brun

Préparation :

Mettez tous les ingrédients pour la sauce dans un bol. Mélangez bien et placez au réfrigérateur pendant 20 minutes.

Puis, mélangez tous les autres ingrédients dans un saladier. Remuez bien et versez la sauce. Ajoutez une cuillère à café de sucre brun pour le goût.

Valeur nutritionnelle par portion : Kcal : 165, Protéines : 1.8g, Glucides : 24.5g, Lipides : 0.8g

2. Framboises Fraîches à l'Avoine

Ingrédients :

1 tasse de flocons d'avoine

1 grosse pêche coupée en petits morceaux

¼ de tasse de framboises fraîches

¼ de tasse de mûres

¼ de tasse d'amandes, finement hachées

2 cuillères à soupe de miel

1 cuillère à café de graines de lin

1 cuillère à café de cannelle, moulue

Préparation :

Mélangez l'avoine avec une tasse d'eau. Mettez dans une grande casserole à feu moyen et portez à ébullition. Laissez cuire 5 minutes en remuant constamment. Retirez du feu et laissez refroidir un instant.

Mettez les pêches, les framboises et les mûres dans un saladier. Ajoutez l'avoine et mélangez.

Pendant ce temps, mélangez le miel, les graines de lin et les amandes dans un bol. Versez la préparation sur l'avoine et saupoudrez de cannelle.

Laissez reposer toute une nuit au réfrigérateur.

Valeur nutritionnelle par portion : Kcal : 166, Protéines : 4.1g, Glucides : 41.4g, Lipides : 2.3g

3.   Mini-Brochettes Tomates-Fromage

Ingrédients :

110 gr de tomates cerises, coupées en deux

140 gr de billes de mozzarella

1 tasse de feuilles de basilic fraîches, entières

3 cuillères à soupe d'huile d'olive extra vierge

Une pincée de poivre noir, moulu

½ cuillère à café de vinaigre balsamique

Cure-dents

Préparation :

Mettez en brochette une tomate, une feuille de basilic et une bille de mozzarella sur un cure-dent. Répétez l'opération jusqu'à ce que tous les ingrédients aient été utilisés. Mettez sur un plat.

Assaisonnez de poivre, huile d'olive et vinaigre balsamique.

Servez immédiatement.

Valeur nutritionnelle par portion : Kcal : 172, Protéines : 8.2g, Glucides : 11.6g, Lipides : 21.4g

4. Veau Epicé à la Salade de Pastèque

Ingrédients :

140 gr de steak de veau, finement tranché

½ petite pastèque pelée et coupée en cubes

1 oignon rouge, en rondelles

1 cuillère à soupe de menthe fraîche

Une pincée de poivre noir, moulu

Pour la sauce :

2 cuillères à soupe d'huile d'olive

1 cuillère à café de poivre noir, écrasé

3 cuillères à soupe de jus de citron

1 cuillère à café de coriandre fraîche

1 cuillère à café de miel

Préparation :

Faites chauffer l'huile dans une grande poêle à feu moyen-vif. Ajoutez les oignons et faites revenir pendant 2 minutes environ. Puis, ajoutez les lamelles de veau et saupoudrez de poivre noir. Faites cuire jusqu'à ce que le veau soit à point ou bien grillé.

Mélangez les ingrédients pour la sauce dans un saladier. Remuez bien à l'aide d'un fouet et réservez.

Mettez la viande et les oignons dans un plat et mettez la pastèque et la menthe par-dessus.

Arrosez de sauce et servez.

Valeur nutritionnelle par portion : Kcal : 180, Protéines : 15.2g, Glucides : 14.3g, Lipides : 9.3g

5.   Poulet aux Graines de Sésame

Ingrédients :

500 gr de blancs de poulet, désossés, sans peau et coupés en lamelles

2 gros œufs

110 gr de graines de sésame

110 gr de chapelure

1 cuillère à café de poivre de Cayenne, moulu

1 cuillère à soupe de persil frais, finement haché

1 cuillère à soupe d'huile d'olive

Préparation :

Mélangez les œufs, les graines de sésame et la chapelure dans un saladier. Remuez bien et réservez.

Faites chauffer l'huile dans une grande poêle à feu moyen-vif. Ajoutez les lamelles de poulet et laissez cuire pendant 10 minutes de chaque côté. Puis, versez la préparation aux œufs par-dessus et réduisez à feu doux. Faites cuire 4-5 minutes supplémentaires et retirez du feu. Mettez dans un plat et saupoudrez de persil frais.

Servez accompagné de légumes frais.

Valeur nutritionnelle par portion : Kcal : 250, Protéines : 8.6g, Glucides : 28.7g, Lipides : 10.3g

6.   Smoothie Vanille Fraise

Ingrédients :

1 tasse de lait écrémé

1 cuillère à café d'extrait de vanille

½ tasse de fraises, coupées en deux

1 cuillère à soupe d'amandes, finement hachées

1 cuillère à soupe de sucre

2 cuillère à café de miel

Préparation :

Mélangez tous les ingrédients dans un Blender. Mixez jusqu'à obtenir un mélange homogène. Mettez dans un verre et laissez reposer au moins une heure au réfrigérateur.

Servez frais avec les fruits de votre choix.

Dégustez !

Valeur Nutritionnelle par portion : Kcal : 270, Protéines : 4.5g, Glucides : 78.3g, Lipides : 0.1g

7.   Veau Grillé et Risotto de Champignons

Ingrédients :

500 gr de veau, désossé et sans peau

3 gros oignons, émincés

1 tasse de têtes de champignons, coupées en deux

1 tasse de riz blanc

1 cuillère à soupe de persil, finement haché

1 cuillère à café de poivre noir, moulu

3 tomates, en petits morceaux

2 gousses d'ail, finement émincées

1 cuillère à café de poivre rouge, moulu

2 cuillères à soupe d'huile d'olive

Préparation :

Faites chauffer une cuillère à soupe d'huile dans une grande poêle à feu moyen. Ajoutez les oignons, et faites revenir environ 4-5 minutes, jusqu'à ce qu'ils soient translucides. Ajoutez les champignons et mélangez bien. Laissez cuire 10 minutes puis ajoutez le riz. Remuez bien et faites cuire 2 minutes supplémentaires. Ensuite, ajoutez de l'eau. Elle doit recouvrir tous les ingrédients. Couvrez, réduisez à feu doux et laissez cuire 15 minutes. Retirez du feu et saupoudrez de persil. Réservez le risotto.

Faites chauffer une cuillère à soupe d'huile dans une grande poêle à feu moyen-vif. Avec vos mains, faites pénétrer les deux sortes de poivre dans le veau. Mettez la viande dans la poêle et faites cuire environ 10 minutes de chaque côté, jusqu'à ce qu'il soit croustillant.

Pendant ce temps, mettez les tomates dans un robot de cuisine. Mixez jusqu'à obtenir un mélange lisse et versez-les dans la poêle.

Ajoutez une tasse d'eau, couvrez et réduisez à feu doux. Laissez mijoter 25-30 minutes et retirez du feu.

Servez la viande et le risotto accompagnés de salade fraîche.

Valeur nutritionnelle par portion : Kcal : 504, Protéines : 32.3g, Glucides : 48.3g, Lipides : 21.2g

8. Salade Mexicaine Epicée

Ingrédients :

500 gr de poivrons rouges, coupés en deux

3 cuillères à soupe d'huile d'olive

3 gros oignons, émincés

4 tomates, en petits morceaux

1 cuillère à café de coriandre fraîche, finement hachée

1 petit piment, finement haché

2 cuillères à soupe d'oignons verts, émincés

2 cuillères à soupe de jus de citron vert

Une pincée de poivre noir, moulu

½ cuillère à soupe de vinaigre végétal

Préparation :

Préchauffez votre four à 200°C. graissez une plaque avec de l'huile d'olive et placez-y les poivrons. Mettez au four environ 10 minutes. Sortez du four et laissez refroidir. Retirez les graines et les nervures.

Mélangez les poivrons et les oignons dans un saladier. Ajoutez le vinaigre, l'huile et ¼ de tasse d'eau. Mélangez bien et laissez mariner pendant deux heures.

Puis, mélangez les tomates, le poivre, le piment, la coriandre et les oignons verts dans un autre saladier.

Transférez les poivrons marinés dans un plat et recouvrez de la préparation aux épices.

Vous pouvez aussi versez un peu de marinade dessus pour ajouter du goût.

Valeur nutritionnelle par portion : Kcal : 165, Protéines : 4.1g, Glucides : 19.5g, Lipides : 9.7g

9. Pommes de Terre au Four au Poivre Rouge

Ingrédients :

500 gr de pommes de terre de taille moyenne, pelées et coupées en deux

4 cuillères à soupe d'huile d'olive

2 grosses tomates, en petits morceaux

1 cuillère à café de poivre rouge, moulu

1 cuillère à café de persil frais, finement haché

1 cuillère à café de vinaigre balsamique

Préparation :

Préchauffez votre four à 200°C.

Graissez un plat avec une cuillère à soupe d'huile d'olive. Placez-y les pommes de terres et assaisonnez-les de poivre rouge. Enfournez pendant 15 minutes, jusqu'à ce qu'elles soient croustillantes. Sortez du four et laissez refroidir.

Pendant ce temps, mettez les tomates, le persil, l'huile et le vinaigre dans un Blender. Mixez jusqu'à obtenir un mélange homogène. Réservez.

Mettez les pommes de terre dans un plat. Recouvrez de sauce et servez.

Valeur nutritionnelle par portion : Kcal : 300, Protéines : 6.1g, Glucides : 58.4g, Lipides : 9.3g

10. Pot-Au-Feu

Ingrédients :

500 gr de filet de bœuf, coupé en morceaux

2 oignons, émincés

1 poivron, épépiné et sans nervures

3 grosses pommes de terre, pelées et coupées en petits morceaux

1 tasse de têtes de champignons, coupées en deux

2 cuillères à soupe d'huile végétale

½ cuillère à café de poivre noir moulu

1 cuillère à café de poivre de Cayenne, moulu

1 cuillère à café de farine

1 cuillère à café de persil

½ cuillère à café de sucre

Préparation :

Mettez la viande dans une grande marmite ou dans une cocotte-minute. Versez de l'eau jusqu'à ce qu'elle recouvre le bœuf. Couvrez et laissez cuire 15 minutes à feu moyen.

Retirez du feu et réservez, découvert.

Pendant ce temps, faites chauffer l'huile dans une grande poêle à feu moyen. Ajoutez les champignons, les pommes de terres et saupoudrez de sucre. Laissez cuire 5 minutes et transférez dans la marmite. Puis, ajoutez tous les ingrédients restants et mélangez bien.

Laissez cuire 30 minutes à feu moyen. Retirez du feu et laissez refroidir.

Servez.

Valeur nutritionnelle par portion : Kcal : 209, Protéines : 17.2g, Glucides : 25.8g, Lipides : 7.3g

11. Salade de Moules Grillées

Ingrédients :

900 gr de moules fraîches, ébarbées

1 gros oignon, pelé et finement émincé

3 gousses d'ail, écrasées

4 cuillères à soupe d'huile d'olive

¼ de tasse de persil frais, finement haché

1 cuillère à soupe de romarin, finement haché

1 tasse de mâche

½ tasse de roquette

1 grosse tomate cerise, pour décorer

Préparation :

Rincez et égouttez les moules. Réservez.

Faites chauffer l'huile à feu moyen-vif. Pelez et émincez finement les oignons. Réduisez à feu moyen et ajoutez les oignons. Faites revenir quelques minutes, jusqu'à ce qu'ils soient tendres et dorés. Ajoutez les moules et le persil. Laissez cuire 20 minutes en secouant régulièrement la poêle. Lorsque toute l'eau s'est évaporée, ajoutez l'ail, le romarin et mélangez bien.

Dans un saladier, mélangez les moules avec la mâche. Ajoutez le reste d'huile, et décorez d'une tomate cerise.

Servez immédiatement.

Valeur nutritionnelle par portion : Kcal : 192, Protéines : 18.2g, Glucides : 8.9g, Lipides : 42.2g

12.   Soupe de Chou-Fleur à l'Ail

Ingrédients :

1 grosse tête de chou-fleur, en fleurons

1 cuillère à soupe d'huile végétale

1 gousse d'ail, écrasée

1 poireau, haché

1 cuillère à soupe de beurre

10 cl de bouillon de légume, sans sel

½ tasse de mozzarella, sans sel

Préparation :

Mettez le chou-fleur et le fromage dans un Blender. Mixez 30 secondes et réservez.

Faites chauffer l'huile dans une grande casserole à feu moyen-vif. Ajoutez le beurre, l'ail et le poireau. Faites sauter 2-3 minutes.

Versez la préparation au chou-fleur dans la casserole et ajoutez le bouillon de légumes. Couvrez, réduisez le feu au minimum et laissez cuire 25 minutes.

Servez chaud.

Valeur nutritionnelle par portion : Kcal : 132, Protéines : 9.3g, Glucides : 21.4g, Lipides : 7.9g

13.   Salade de Cresson à la Racine de Persil

Ingrédients :

200 gr de racines de persil, en tranche

100 gr de cresson, déchiqueté

30 gr de mozzarella, sans sel

1 cuillère à soupe de graines de tournesol

1 cuillère à soupe de vinaigre de cidre

2 cuillères à soupe d'huile d'olive extra vierge

1 gousse d'ail, écrasée

Préparation :

Placez les tranches de racine de persil dans une casserole. Ajoutez suffisamment d'eau pour couvrir et laissez cuire jusqu'à ce qu'elles soient tendres. Cela devrait prendre environ 45 minutes.

Vous pouvez réduire le temps en effectuant la cuisson à la cocotte-minute. Réglez 10 minutes à pleine puissance. Retirez du feu.

Faites chauffer une cuillère à soupe d'huile d'olive et faites revenir les racines pendant 3-4 minutes. Réservez.

Lavez le cresson et coupez-le grossièrement. Mettez-le dans un saladier et ajoutez les racines de persil. Mélangez bien.

Dans un bol, mélangez l'huile d'olive, le vinaigre de cidre et l'ail. Remuez bien et versez sur la salade.

Servez accompagné de graines de tournesol et de fromage.

Valeur nutritionnelle par portion : Kcal : 74, Protéines : 3.8g, Glucides : 16.7g, Lipides : 1.5g

14.   Soupe de Tomates Facile

Ingrédients :

4 grosses tomates, pelées et grossièrement coupées

1 cuillère à soupe de céleri, finement émincé

1 oignon, émincé

1 cuillère à soupe de basilic frais, finement haché

2 cuillères à soupe d'huile d'olive extra vierge

½ cuillère à café de poivre noir, moulu

½ cuillère à café de sucre

Eau

Préparation :

Faites chauffer l'huile d'olive dans une poêle non-adhésive à feu moyen-vif. Ajoutez les oignons, le céleri et le basilic frais. Saupoudrez de poivre noir et faites revenir environ 10 minutes, jusqu'à ce qu'ils caramélisent.

Ajoutez les tomates et environ ¼ de tasse d'eau. Réduisez le feu au minimum et laissez cuire 15 minutes, jusqu'à ce que les tomates soient tendres. Puis, ajoutez une tasse d'eau et ½ cuillère à café de sucre. Portez à ébullition. Retirez du feu et servez avec du basilic frais.

Valeur nutritionnelle par portion : Kcal : 89, Protéines : 0.7g, Glucides : 4.9g, Lipides : 7g

15.   Soupe de Bœuf aux Légumes

Ingrédients :

500 gr de blancs de poulet, désossés, sans peau et coupées en petits morceaux

1 oignon, pelé et finement émincé

1 carotte, en rondelles

2 cuillères à soupe de farine d'amande

1 cuillère à café de poivre de Cayenne

2 jaunes d'œufs

3 cuillères à soupe de jus de citron fraîchement pressé

3 cuillères à soupe d'huile d'olive extra vierge

4 tasses de bouillon de légume

Préparation :

Faites chauffer l'huile dans une cocotte-minute à feu moyen-vif. Faites revenir les oignons jusqu'à ce qu'ils soient translucides.

Puis, ajoutez les carottes en rondelles, le poivre de Cayenne, et continuez à cuire pendant 3 minutes.

Ajoutez les autres ingrédients, versez le bouillon et remuez bien.

Fermez la cocotte et laissez mijoter à feu vif pendant 20 minutes.

Valeur nutritionnelle par portion : Kcal : 140, Protéines : 17g, Glucides : 13g, Lipides : 9g

16.   Salade de Potiron Hokkaido

Ingrédients :

½ petit potiron, coupé en cubes

85 gr de bacon finement tranché

½ tasse d'épinards, finement hachés

½ tasse de noix

1 cuillère à soupe d'huile d'olive

1 cuillère à soupe de jus de ciron

Une pincée de poivre moulu

Préparation :

Préchauffez votre four à 270°C

Pelez le potiron et coupez-le en petits morceaux. Placez du papier cuisson sur une plaque. J'aime bien graisser le papier avec un peu d'huile d'olive, mais c'est optionnel. Mettez-y les cubes de potiron, ajoutez du sel et du poivre. Laissez cuire environ 10 minutes, jusqu'à ce qu'il soit bien doré.

Faites chauffer une poêle non-adhésive à feu moyen-vif. Ajoutez les tranches de bacon jusqu'à ce qu'elles soient bien croustillantes. Retirez du feu et réservez.

Mettez les épinards dans un plat. Ajoutez une couche de potiron par-dessus puis le bacon. Recouvrez de noix et arrosez de jus de citron, huile d'olive et poivre. Servez immédiatement !

Valeur nutritionnelle par portion : Kcal : 306, Protéines : 13.7g, Glucides : 6.9g, Lipides : 25.2g

17. Poulet Sauce Champignons

Ingrédients :

500 gr de poulet, sans peau

2 cuillères à soupe de farine

1 tasse de têtes de champignons

1 tasse de haricots verts, cuits

¼ de tasse de bouillon de poulet

½ cuillère à café de sel

Une pincée de poivre noir

4 cuillères à soupe d'huile d'olive

Préparation :

Lavez et séchez le poulet. Dans un saladier, mélangez la farine, le sel et le poivre. Enduisez le poulet de farine et réservez. Faites chauffer l'huile d'olive à feu moyen et faites frire le poulet environ 5 minutes de chaque côté. Retirez du feu et mettez dans un plat. Dans la même casserole, versez le bouillon de poulet, les haricots verts et les champignons. Portez à ébullition et laissez cuire 2-3 minutes. Remettez le poulet et laissez mijoter environ 20 minutes, jusqu'à ce que l'eau se soit évaporée, en remuant de temps en temps. Servez chaud.

Valeur nutritionnelle par portion : Kcal : 331, Protéines : 41.3g, Glucides : 18.5g, Lipides : 10.4g

18. Salade d'Hiver

Ingrédients :

2 grosses poires, pelées et coupées en quartiers

2 grosses oranges, pelées et coupées en quartiers

¼ de tasse de figues séchée, en petits morceaux

¼ de tasse d'abricots secs, en petits morceaux

Une pincée de cannelle, moulue

½ cuillère à café de noix non salées, moulues

1 tasse de jus de citron vert

Préparation :

Mélangez tous les fruits dans un saladier. Remuez bien et réservez.

Mélangez la cannelle et les noix dans un bol. Ajoutez le jus de citron verts et remuez bien. Versez cette sauce sur les fruits et placez 30 minutes au réfrigérateur.

Servez.

Valeur nutritionnelle par portion : Kcal : 201, Protéines : 2.2g, Glucides : 71.3g, Lipides : 0.5g

19.   Soupe d'Aubergines

Ingrédients :

3 petites aubergines, pelées et coupées en cubes.

1 oignon rouge, finement émincé

2 tomates, pelées et coupées en petits morceaux

1 cuillère à soupe de crème

3 cuillères à soupe d'huile d'olive

½ cuillère à café de poivre noir moulu

Une pincée de piment en poudre

Préparation :

Mettez les cubes d'aubergine dans un saladier et ajoutez un peu de sel. Laissez poser 15 minutes (le sel permet d'enlever l'amertume). Lavez les aubergines et séchez-les avec du papier absorbant.

Faites chauffer de l'huile d'olive dans une poêle à feu moyen-vif. Ajoutez les oignons et faites revenir jusqu'à ce qu'ils soient translucides. Ajoutez les aubergines et faites frire quelques minutes de plus.

Mettez ensuite les tomates dans la poêle et remuez bien. Laissez cuire encore 3-4 minutes, retirez du feu et laissez refroidir un instant. Transférez dans un Blender et mixez jusqu'à obtenir un mélange homogène.

Transférez ce mélange dans une grande casserole profonde. Ajoutez 5cl d'eau, le poivre, le piment, et couvrez. Laissez cuire environ 1 minute.

Servez chaud.

Valeur nutritionnelle par portion : Kcal : 125, Protéines : 5.6g, Glucides : 17.4g, Lipides : 19.7g

20. Chaussons Végétariens

Ingrédients :

170 gr de chou-fleur, en petits morceaux

2 poivrons, épépinés et sans nervures

2 petites carottes, en rondelles

1 petite courgette, pelée et coupée en rondelles

170 gr de choux de Bruxelles, coupés en deux

4 gousses d'ail, finement émincées

1 cuillère à café de basilic, finement haché

½ cuillère à café de poivre noir, moulu

2 cuillères à soupe d'huile d'olive

Préparation :

Préchauffez le four à 200°C.

Mélangez tous les ingrédients dans un grand saladier. Remuez bien. Arrosez d'huile d'olive.

Divisez cette préparation en 4 parts égales et placez-les sur des feuilles d'aluminium. Refermez deux des côtés de chaque feuille (les bords doivent se toucher). Puis, fermez les bords pour que la chaleur se diffuse.

Mettez ces wraps sur une plaque de cuisson et laissez cuire environ 50 minutes. Sortez du four et laissez refroidir un instant.

Dégustez !

Valeur nutritionnelle par portion : Kcal : 74, Protéines : 5.6g, Glucides : 13.8g, Lipides : 12.1g

21. Boulettes de Viande Sauce aux Câpres

Ingrédients :

500 gr de bœuf haché

1 oignon, émincé

3 cuillères à soupe d'huile d'olive

2 jaunes d'œufs

1 cuillère à café de feuilles de laurier fraîches, finement hachées

50 gr de câpres

½ cuillère à café de poivre noir

2 cuillères à soupe de jus de citron

Eau

Préparation :

Mélangez la viande hachée avec les œufs, le poivre, l'huile et les oignons. Faites des petites boules avec la viande et mettez-les dans une poêle à feu moyen. Laissez cuire 8-10 minutes, jusqu'à ce qu'elles soient à point.

Dans une casserole, mélangez 2 tasses d'eau, le jus de citron, les câpres et les feuilles de laurier. Portez à ébullition et intégrez délicatement des boulettes de viande avec une cuillère. Laissez cuire environ 15 minutes et mettez dans un plat. Réservez le jus.

Valeur nutritionnelle par portion : Kcal : 158, Protéines : 14.7g, Glucides : 13.6g, Lipides : 9.1g

22.   Salade Italienne d'Asperges sauvages

Ingrédients :

225 gr d'asperges fraîches, entières

3 cuillères à soupe de thon, sans huile

2 gousses d'ail

2 cuillères à soupe d'huile végétale, pour la cuisson

3 cuillères à soupe d'huile d'olive extra vierge

Préparation :

Commencez par lavez et couper les asperges en bandes de 5cm de long.

Faites chauffer 2 cuillères à soupe d'huile végétale à feu moyen-vif. Ajoutez les asperges et faites revenir quelques minutes. Retirez du feu et enlevez l'excédent d'huile avec du papier absorbant. Mettez dans un plat et recouvrez de thon.

Assaisonnez d'huile d'olive. Décorez avec quelques olives noires (en option).

Valeur nutritionnelle par portion : Kcal : 157, Protéines : 17.2g, Glucides : 12.8g, Lipides : 9.7g

23. Soupe d'Avocat aux Légume

Ingrédients :

½ gros avocat bien mûr

1 cuillère à soupe de jus de citron

1 cuillère à soupe d'huile végétale

2 petites tomates, pelées et épépinées

1 gousse d'ail, écrasée

1 poireau, émincé

½ piment rouge, haché

10 cl de bouillon de légume, sans sel

5 cl de lait (vous pouvez le remplacer par du lait d'amande pour plus de goût)

Préparation :

Pelez l'avocat et écrasez la chair à l'aide d'une fourchette. Versez le jus de citron dessus et réservez.

Faites chauffer l'huile dans une casserole profonde. Ajoutez les tomates, l'ail, le poireau, le piment et faites revenir à feu doux pendant 2-3 minutes, jusqu'à ce qu'ils soient tendres.

Mettez la moitié de cette préparation dans un Blender, ajoutez les avocats et mixez jusqu'à obtenir un mélange homogène. Mettez cette préparation dans une casserole.

Puis, ajoutez le bouillon de légumes et le reste des légumes. Couvrez et laissez cuire 15 minutes à feu moyen-doux.

Servez chaud.

Valeur nutritionnelle par portion : Kcal : 92, Protéines : 2.7g, Glucides : 9.5g, Lipides : 14.2g

24.   Tarte aux Pommes

Ingrédients :

1 kg de pommes (j'utilise des Zestar mais n'importe quelle variété fera l'affaire)

¼ de tasse de sucre en poudre

¼ de tasse de chapelure

2 cuillères à café de cannelle, moulue

3 cuillères à soupe de jus de citron fraîchement pressé

1 cuillère à café de sucre vanillé

¼ de tasse d'huile

1 œuf, battu

¼ de tasse de farine

2 cuillères à soupe de graines de lin

Pâte à tarte

Préparation :

Préchauffez le four à 190°C.

Commencez par peler les pommes et coupez-les en petits morceaux. Transférez dans un saladier. J'aime ajouter 2 à 3 cuillères à soupe de jus de citron frais, cela donne un petit goût acide et empêche les pommes de changer de couleur. Puis, ajoutez la chapelure, le sucre vanillé, le sucre en poudre et la cannelle. Vous pouvez aussi ajoutez une cuillère à café de noix de muscade en poudre. Personnellement, je préfère le goût classique de la cannelle, mais vous pouvez essayer ce mélange. Mélangez bien tous les ingrédients et réservez.

Saupoudrez légèrement le plan de travail de farine et déroulez la pâte. Faites-en deux cercles. Graissez le moule avec un peu d'huile d'olive ou de beurre fondu et placez un des cercles de pâte à l'intérieur. Avec une cuillère, mettez la préparation aux pommes et recouvrez du deuxième cercle de pâte. Refermez les bords et badigeonnez d'œufs battu avec un pinceau de cuisine.

J'aime saupoudrer ma tarte de graines de lin. Cela ajoute des nutriments et donne un petit croquant que j'adore. Mais c'est optionnel. Vous pouvez saupoudrer votre tarte de sucre en poudre à la place, selon votre goût.

Faites cuire pendant 1 heure environ, jusqu'à ce que la pâte soit dorée et croustillante. Laissez refroidir un moment sur une grille et servez.

Valeur nutritionnelle par portion : Kcal : 410, Protéines : 3.5g, Glucides : 56.4g, Lipides : 18.8g

25. Salade de Fraises et Noix de Coco

Ingrédients :

1 tasse de fraises, coupées en deux

1 tasse d'abricots, en rondelles (frais ou en boite)

1 kiwi, pelé et coupé en rondelles

1 cuillère à café de sucre vanillé

2 cuillère à soupe de farine de coco

1 cuillère à soupe de menthe fraîche, finement hachée

Préparation :

Mélangez les fraises, les abricots et le kiwi dans un saladier. Remuez bien et réservez.

Faites chauffer une poêle à feu doux et mettez-y la farine de coco. Faites revenir 2-3 minutes, en remuant constamment. Retirez du feu, ajoutez la menthe et remuez bien.

Mettez le mélange de farine et menthe sur les fruits et mélangez.

Placez 1 heure au réfrigérateur avant de servir.

Servez cette salade avec de la crème fouettée ou du cacao en poudre, mais c'est optionnel.

Dégustez !

Valeur nutritionnelle par portion : Kcal : 172, Protéines : 4.2g, Glucides : 28.7g, Lipides : 0.8g

26.   Patates Douces aux Oignons

Ingrédients :

4 patates douces, pelées

6 œufs bio

2 oignons, pelés

2 cuillères à soupe d'huile d'avocat

½ cuillère à café de curcuma

Préparation :

Préchauffez votre four à 175°C.

Mettez du papier cuisson sur une plaque et placez-y les patates douces. Laissez cuire environ 20 minutes. Sortez du four et laissez refroidir un moment. Baissez la température du four à 100°C.

Pendant ce temps, émincez les oignons. Séparez le blanc des jaunes d'œufs. Coupez les patates douces en tranches épaisses et mettez-les dans un saladier. Ajoutez les oignons, 2 cuillères à soupe d'huile d'avocat, les blancs d'œufs, et le curcuma. Mélangez bien.

Répartissez cette préparation sur la plaque et faites cuire 15-20 minutes.

Valeur nutritionnelle par portion : Kcal : 162, Protéines : 2.2g, Glucides : 33.1g, Lipides : 0.5g

27.   Soupe au Citron Chaude

Ingrédients :

500 gr de têtes de champignons (ou de champignons Shitake)

3 cuillères à soupe d'huile d'olive

2 tasses de bouillon de légume, sans sel

¼ de tasse de jus de citron fraîchement pressé

Une pincée de poivre noir, moulu

1 cuillère à café de romarin séché, en poudre

Préparation :

Faites chauffer un peu d'huile dans une casserole profonde. Ajoutez les champignons et faites revenir 3-4 minutes. Puis, ajoutez le bouillon de légume, le poivre et le romarin. Portez à ébullition, puis réduisez le feu au minimum. Laissez mijoter 10-12 minutes, en remuant constamment.

Retirez du feu et versez le jus de citron avant de servir.

Valeur nutritionnelle par portion : Kcal : 96, Protéines : 6.3g, Glucides : 14.6g, Lipides : 4.2g

28.   Omelette à la Noix de Muscade

Ingrédients :

3 gros œufs

1 oignon

1 cuillère à café de noix de muscade

½ cuillère à soupe de persil frais, haché

Une pincée de poivre noir, moulu

Préparation :

Pelez les oignons et coupez-les en rondelles. Lavez à l'eau froide et égouttez. Réservez. Faites chauffer une poêle non-adhésive à feu moyen. Dans un bol, mélangez les œufs, le poivre et le persil.

Versez les œufs dans la poêle et laissez cuire 3 minutes. A l'aide d'une spatule, retirez les œufs de la poêle et ajoutez les oignons et la noix de muscade. Mélangez bien et remettez dans la poêle. Laissez cuire quelques minutes de plus, jusqu'à ce que les oignons soient dorés.

Valeur nutritionnelle par portion : Kcal : 181, Protéines : 10.6g, Glucides : 8.3g, Lipides : 14.2g

29.   Salade d'Artichauts

Ingrédients :

2 petits blancs de dinde, désossés et sans peau

2 gros œufs

1 tasse de chou rouge, râpé

2 tomates cerises, entières

½ tasse d'olives vertes, entières

1 tasse d'oignons verts, émincés

¼ de tasse de cœurs d'artichauts, entiers

2 cuillères à soupe d'huile d'olive

2 cuillères à soupe d'huile végétale

1 cuillère à soupe de jus de citron frais

Préparation :

Lavez la viande et séchez-la avec du papier absorbant. Coupez en lamelles de 2cm. Faites chauffer l'huile végétale dans une grande poêle à feu moyen-vif. Faites revenir les lamelles de dinde pendant environ 10 minutes. Retirez du feu et retirez l'excédent d'huile avec du papier absorbant. Mettez dans un saladier.

Faites bouillir les œufs. Mettez-les délicatement dans une casserole d'eau bouillante. Laissez cuire 10 minutes. Rincez et égouttez. Laissez refroidir un instant et enlevez la coquille. Vous pouvez ajouter une cuillère à café de bicarbonate de soude dans l'eau pour que la coquille soit plus facile à retirer. Coupez les œufs en petits morceaux et mettez-les dans le saladier.

Ajoutez le reste des ingrédients dans le saladier et mélangez bien.

Assaisonnez de jus de citron frais.

Servez immédiatement.

Valeur nutritionnelle par portion : Kcal : 246, Protéines : 34.8g, Glucides : 19.4g, Lipides : 30.2g

30. Sauce à l'Avocat

Ingrédients :

2 avocats bien mûrs, dénoyautés et coupés en dés

½ de tasse d'oignons, émincés

2 poivrons, épépinés et émincés

Le jus de 3 citrons verts bio

2 cuillères à soupe d'huile d'avocat

2 cuillères à soupe de coriandre fraîche, émincée

½ cuillère à café de poivre noir, écrasé

Préparation :

Mélangez tous les ingrédients dans un saladier et mixez à l'aide d'un batteur électrique. Couvrez et laissez au réfrigérateur jusqu'à utilisation.

Valeur nutritionnelle par portion : Kcal : 96, Protéines : 1.9g, Glucides : 7.5g, Lipides : 7.4g

31.   Soupe Froide de Courgettes

Ingrédients :

500 gr de courgettes, pelées et coupées en morceaux

2 tasses de bouillon de poulet maison

1 petit oignon, pelé et finement émincé

2 gousses d'ail, écrasées

½ cuillère à café d'origan séché

Une pincée de poivre noir, moulu

3 cuillères à soupe d'huile végétale

1 cuillère à soupe de crème fouettée (en option. Vous pouvez aussi la remplacer par de la crème d'amande)

Préparation :

Faites chauffer l'huile dans une grande poêle à feu moyen-vif. Ajoutez les oignons, l'ail, et faites-les revenir jusqu'à ce qu'ils soient translucides. Puis, ajoutez les courgettes, l'origan et le poivre. Laissez cuire jusqu'à ce que les courgettes soient tendres.

Versez le bouillon de poulet et portez à ébullition. Réduisez le feu au minimum et laissez cuire pendant 10 minutes.

Laissez refroidir un instant et transférez dans un Blender. Mixez jusqu'à obtenir un mélange homogène.

Vous pouvez ajouter une cuillère à soupe de crème fouettée avant de servir si vous le désirez.

Valeur nutritionnelle par portion : Kcal : 154, Protéines : 3g, Glucides : 5g, Lipides : 13g

32. Risotto de Brocolis Verts

Ingrédients :

½ tasse de riz

2 tasses de têtes de champignons frais

½ tasse de brocolis cuits

1 cuillère à soupe de romarin séché

1 cuillère à café de jus de citron

½ cuillère à café de cumin

Préparation :

Commencez par faire cuire le riz. Lavez-le et rincez-le, puis placez-le dans une casserole avec 1 tasse d'eau. Mélangez bien et portez à ébullition. Couvrez et laissez cuire 15 minutes à feu doux. Retirez du feu et laissez refroidir.

Puis, préparez les champignons. Lavez-les et coupez-les en morceaux. Faites chauffer un grill à feu moyen. Ajoutez les champignons et remuez. Laissez-les cuire jusqu'à ce qu'ils soient tendres, ou que l'eau se soit évaporée. Retirez du feu. Ajoutez le cumin et mélangez au riz et aux brocolis.

Assaisonnez de romarin, poivre, et jus de citron. Servez chaud.

Valeur nutritionnelle par portion : Kcal : 348, Protéines : 11.3g, Glucides : 55.7g, Lipides : 9.6g

33. Tarte aux Epinards et Fromage de Chèvre Sans Sel

Ingrédients :

250 gr d'épinards frais, hachés

4 œufs entiers

½ tasse de lait de chèvre

1 tasse de fromage de chèvre dessalé, émietté

Préparation :

Préchauffez votre four à 170°C. Graissez un plat et réservez.

Battez grossièrement les œufs dans un saladier, mélangez avec le lait et le fromage de chèvre. Battez jusqu'à ce qu'ils soient bien incorporés. Réservez.

Placez les épinards hachés dans le plat graissé. Versez la préparation aux œufs, les épinards doivent être complètement recouverts. Enfournez pendant 40 à 45 minutes, jusqu'à ce que le fromage soit fondu et doré.

Sortez du four et laissez reposer 5 minutes avant de servir.

Valeur nutritionnelle par portion : Kcal : 182, Protéines : 9.4g, Glucides : 14.1g, Lipides : 4.2g

34. Salade de Printemps au Basilic

Ingrédients :

1 poivron rouge, coupé en cubes

30 gr de cœurs d'artichauts, en petits morceaux

60 gr de tomates cerises, coupées en deux

1 petit oignon rouge, en rondelles

30 gr d'olives noires

1 cuillère à café de basilic, émincé

60 gr de fromage frais non salé (type 'cottage'), émietté

100 gr de chou frisé, émincé et précuit

½ tasse de jus de citron

2 cuillères à soupe d'huile d'olive

2 gousses d'ail, écrasées

½ cuillère à café de cumin, moulu

Préparation :

Mélangez l'huile d'olive, le jus de citron et l'ail dans un bol. Ecrasez l'ail et remuez bien.

Dans un grand saladier, mélangez les légumes et le fromage. Arrosez de marinade et servez immédiatement.

Valeur nutritionnelle par portion : Kcal : 353, Protéines : 7.9g, Glucides : 23.8g, Lipides : 28.2g

35. Légumes Rôtis

Ingrédients :

½ tasse de betteraves, pelées et coupées en dés

½ tasse de haricots verts, cuits et égouttés

½ tasse de choux de Bruxelles, hachés

½ tasse de potiron, pelé et coupé en morceaux

½ tasse de carottes, en morceaux

1 tasse de tomates fraîches, en gros morceaux

½ tasse de tomates rôties

1 petit oignon, en rondelles

½ tasse de lentilles, cuites

1 tasse de betteraves argentées, finement coupées

1 tasse de fromage de chèvre, dessalé

Préparation :

Préchauffez votre four à 170°C. dans un grand plat, mélangez les betteraves, les haricots verts, les choux de Bruxelles et le potiron. Enfournez pendant environ 20 minutes.

Pendant la cuisson, faites chauffer une casserole non-adhésive. Ajoutez les oignons et les carottes et faites revenir pendant 5 minutes, en remuant constamment.

Ajoutez les tomates fraîches et faites mijoter à feu doux pendant 20 minutes. Puis, ajoutez les betteraves dorées et un peu de sel. Servez les lentilles recouvertes des légumes rôtis, de tomates rôties et de fromage de chèvre.

Valeur nutritionnelle par portion : Kcal : 102, Protéines : 7.4g, Glucides : 13.4g, Lipides : 6.1g

36.   Soupe de Choux de Bruxelles au Citron

Ingrédients :

225 gr de choux de Bruxelles frais

Une poignée de persil frais, finement haché

1 cuillère à café de thym séché

1 cuillère à soupe de jus de citron frais

Préparation :

Placez les choux de Bruxelles dans une grande casserole et recouvrez d'eau. Portez à ébullition et laissez cuire jusqu'à ce qu'ils soient tendres. Retirez du feu et égouttez.

Transférez dans un Blender. Ajoutez le persil frais, le thym, et environ ½ tasse d'eau. Mixez jusqu'à obtenir un mélange homogène. Remettez dans la casserole et ajoutez encore un peu d'eau. Portez à ébullition et laissez cuire quelques minutes, à feu moyen. Assaisonnez de jus de citron frais. Servez chaud.

Valeur nutritionnelle par portion : Kcal : 87, Protéines : 3.5g, Glucides : 7.6g, Lipides : 5.3g

37. Quinoa Chaud aux Prunes

Ingrédients :

1 tasse de quinoa

1 tasse de prunes, dénoyautées et coupées en deux

1 cuillère à soupe de sucre brun

½ cuillère à café de cannelle, moulue

Eau

Préparation :

Mettez les prunes dans une grande poêle et couvrez d'eau. Portez à ébullition et laissez cuire 10 minutes, jusqu'à ce qu'elles soient tendres. Retirez du feu et égouttez. Réservez.

Dans la même poêle, faites bouillir 2 tasses d'eau. Ajoutez le quinoa, le sucre et la cannelle. Réduisez le feu au minimum et laissez cuire jusqu'à ce que le mélange épaississe un peu. Cela devrait prendre environ 5 minutes. Retirez du feu et versez dans des bols. Recouvrez de prunes.

Valeur nutritionnelle par portion : Kcal : 150, Protéines : 7.7g, Glucides : 5.8g, Lipides : 0.2g

38.   Salade Suédoise

Ingrédients :

110 gr de fromage frais (type 'cottage') émietté

170 gr de saumon fumé, en tranche

½ tasse de basilic frais, finement haché

1 tasse de laitue iceberg, finement hachée

¼ de tasse de mâche, déchiquetée

1 tasse de radicchio, finement haché

Pour la sauce :

2 cuillères à soupe de vinaigre de vin

2 cuillères à soupe d'huile d'olive

1 cuillère à café de poivre noir, moulu

1 cuillère à soupe de sucre brun

1 cuillère à café d'aneth, moulue

Préparation :

Préchauffez une poêle à feu moyen-vif. Ajoutez le sucre et remuez constamment jusqu'à ce qu'il caramélise. Ajoutez le vinaigre et laissez cuire une minute de plus. Retirez du feu et laissez refroidir un moment. Ajoutez l'aneth, remuez et réservez.

Mélangez le basilic, la laitue, la mâche et le radicchio dans un plat. Dans un autre saladier, mélangez le fromage, le saumon et l'huile d'olive. Versez sur la salade.

Versez la sauce sur la salade et assaisonnez d'une pincée de poivre pour le goût.

Servez immédiatement !

Valeur nutritionnelle par portion : Kcal : 227, Protéines : 13.8g, Glucides : 9.8g, Lipides : 17.6g

39. Soupe de Champignons aux Carottes

Ingrédients :

1 carotte, en dés

½ tasse de noix de coco râpée

1 tasse de lait de coco

1 tasse de têtes de champignons, en fines rondelles

5 tasses d'eau

1 cuillère à café de poivre blanc, moulu

1 céleri, finement émincé

1 cuillère à soupe d'huile d'olive

1 piment vert, épépiné et haché

3 oignons, émincés

Une poignée de persil frais, finement haché

Préparation :

Faites chauffer l'huile d'olive dans une casserole profonde. Mettez-y les oignons, les carottes et la coco râpée. Faites revenir 5 minutes et ajoutez les champignons. Faites frire 5 minutes de plus.

Puis, ajoutez le céleri et le piment dans la casserole. Assaisonnez à votre goût et versez le lait et l'eau. Réduisez le feu, couvrez et laissez cuire 20 minutes.

Retirez du feu et saupoudrez de persil.

Servez chaud.

Valeur nutritionnelle par portion : Kcal : 130, Protéines : 2.3g, Glucides : 9.2g, Lipides : 14.4g

40. "Pain Perdu" d'Aubergine

Ingrédients :

1 grosse aubergine

3 œufs bio

Une pincée de sel

1 cuillère à soupe d'huile végétale

½ cuillère à café de cannelle

Préparation :

Pelez l'aubergine et coupez-la en tranche dans le sens de la longueur. Saupoudrez du sel de chaque côté. Laissez reposer quelques minutes. Rincez bien puis pressez-les légèrement pour extraire l'excès de liquide.

Pendant ce temps, mixez les œufs avec la cannelle dans un saladier. Faites chauffer l'huile dans une poêle non-adhésive à feu moyen.

Trempez les tranches d'aubergine dans la préparation aux œufs. Faites-y quelques trous à l'aide d'un couteau pour que le mélange pénètre à l'intérieur. Faites frire jusqu'à ce qu'elles soient dorées des deux côtés. Servez vos "pains perdus" chaud.

Valeur nutritionnelle par portion : Kcal : 78, Protéines : 5.5g, Glucides : 9.8g, Lipides : 6.3g

41. Salade de Bavette

Ingrédients :

Pour la viande :

225 gr de bavette

1 cuillère à soupe d'origan séché, haché

3 cuillères à soupe de moutarde de Dijon

3 cuillères à soupe d'huile d'olive

Une pincée de poivre

Pour la salade :

10 gr de radis rouges, en rondelles

1 gros oignon, pelé et en rondelles

Une poignée de roquette, déchiquetée

Une poignée de laitue, déchiquetée

Pour la sauce :

¼ de tasse d'huile d'olive

1 cuillère à soupe de vinaigre de cidre

½ cuillère à café de piment, en poudre

Préparation :

Mélangez tous les ingrédients pour la sauce dans un bol. Remuez bien et réservez.

Préchauffez le grill à feu moyen-vif. Lavez et séchez les steaks. Coupez en lamelles de 2,5cm d'épaisseur. Réservez.

Mélangez l'huile d'olive, la moutarde, le poivre et l'origan. A l'aide d'un pinceau de cuisine, répartissez cette préparation sur chaque tranche de viande et faites-les griller 10-12 minutes, en les retournant de temps en temps. Lorsque la viande est légèrement dorée et grillée, retirez du feu et mettez dans un saladier.

Ajoutez les rondelles d'oignon, la laitue, les radis et la roquette. Remuez bien. Vous pouvez saupoudrez les oignons de poivre de Cayenne avant de les mélanger.

Arrosez la salade de sauce et servez immédiatement.

Valeur nutritionnelle par portion : Kcal : 450, Protéines : 41g, Glucides : 10.2g, Lipides : 27.8g

42.   Gâteau de Riz au Lait d'Amande

Ingrédients :

½ tasse de riz, non cuit

2 tasses de lait d'amande

½ tasse de cranberries

Préparation :

Utilisez les instructions sur le paquet pour cuire le riz.

Mettez le lait d'amande dans une casserole et portez à ébullition. Versez-le, ensuite, dans le riz cuit. Laissez cuire 20 minutes de plus, jusqu'à obtenir un mélange crémeux.

Ajoutez les cranberries et retirez du feu. Laissez refroidir au réfrigérateur avant de servir.

Valeur nutritionnelle par portion : Kcal : 282, Protéines : 5.3g, Glucides : 57.5g, Lipides : 3.9g

43. Omelette aux Champignons

Ingrédients :

1 tasse de têtes de champignons, en rondelles

2 gros œufs

1 cuillère à café de romarin frais, haché

Une pincée d'origan séché

Préparation :

Faites chauffer une grande poêle non adhésive à feu moyen. Ajoutez les champignons et laissez cuire 3-4 minutes, jusqu'à ce que l'eau s'évapore. Retirez de la poêle.

Dans un bol, mélangez les œufs, le romarin et l'origan. Versez dans la poêle et laissez cuire environ 4 minutes. Lorsque les œufs sont prêts, mettez une couche de champignons sur la moitié de l'omelette. Rabattez l'autre moitié par-dessus et laissez cuire une minute de plus. Mettez dans un plat et servez avec un peu de laitue (en option).

Valeur nutritionnelle par portion : Kcal : 98, Protéines : 6.3g, Glucides : 2.4g, Lipides : 6.7g

44. Patates Douces aux Choux de Bruxelles

Ingrédients :

500 gr de choux de Bruxelles

5 patate douces, coupées en morceaux

2 oignons rouges, pelés et coupés en rondelles

¼ de tasse de jus de citron

1 cuillère à soupe de persil frais, finement émincé

3 cuillères à soupe d'huile d'olive

Préparation :

Préchauffez votre four à 150°C.

Faites chauffer l'huile dans une grande poêle à feu moyen et ajoutez les oignons. Faites-les revenir 4-5 minutes, jusqu'à ce qu'ils soient translucides.

Pendant ce temps, pelez et coupez les patates douces en cubes, coupez les choux de Bruxelles en deux. Mettez les patates et choux dans la poêle et réduisez le feu au minimum. Mélangez bien et laissez mijoter 10 minutes. Retirez du feu.

Transférez les légumes sur une plaque de cuisson. Assaisonnez de persil et faites rôtir 30-40 minutes, jusqu'à ce qu'ils soient tendres. Sortez du four et laissez refroidir un instant.

Arrosez de jus de citron frais avant de servir.

Valeur nutritionnelle par portion : Kcal : 186, Protéines : 5.5g, Glucides : 36.2g, Lipides : 5.5g

45. Purée au sucre de coco

Ingrédients :

2 grosses pommes, pelées et évidées

2 cuillères à soupe de graines de potiron

3 cuillères à soupe de sucre de coco

1 cuillère à soupe de graines de lin, entières

1 cuillère à soupe d'huile de graines de lin, pressée à froid

1 cuillère à café de cannelle

Préparation :

Coupez grossièrement les pommes et mettez-les dans une casserole. Couvrez avec de l'eau et laissez cuire jusqu'à ce qu'elles soient tendres environ 20 minutes.

Retirez du feu et égouttez. Laissez refroidir un instant et transférez dans un Blender. Ajoutez les autres ingrédients et mixez bien.

Laissez refroidir avant de servir.

Valeur nutritionnelle par portion : Kcal : 250, Protéines : 0.8g, Glucides : 19.5g, Lipides : 1.7g

46. Dessert Froid aux Pommes

Ingrédients:

4 pommes

½ tasse d'amandes, effilées

½ tasse de noix, émincées

1 cuillère à café de cannelle

1 cuillère à café de Stévia

2 cuillères à soupe d'huile de coco

Préparation :

Pelez et coupez les pommes en rondelles. Transférez dans une casserole profonde et couvrez d'eau. Laissez cuire jusqu'à ce qu'elles soient tendres. Retirez le la casserole et égouttez.

Mélangez tous les ingrédients avec un batteur ou dans un Blender. Mettez la préparation sur du papier cuisson et faites déshydrater au four à 45°C pendant 7-9 heures. La préparation est complètement déshydratée lorsque le papier se détache facilement.

Coupez en tranches de 7x7cm et servez froid.

Valeur nutritionnelle par portion : Kcal : 228, Protéines : 2.5g, Glucides : 42.2g, Lipides : 5.1g

47. Glace à l'Orange

Ingrédients :

1 tasse de crème de coco

¼ de tasse de noix de macadamia, émincées

¼ de tasse de jus d'orange frais

2-3 gouttes d'huile essentielle d'orange naturelle

1 cuillère à café de zestes d'orange

3 cuillère à café de Stévia

1 cuillère à soupe d'huile de coco

Préparation :

Mélangez les ingrédients dans un saladier. Mixez au batteur électrique jusqu'à obtenir un mélange homogène. Versez la préparation dans des pots pour crème glacée et laissez au congélateur toute une nuit.

Valeur nutritionnelle par portion : Kcal : 162, Protéines : 2.8g, Glucides : 18.7g, Lipides : 10.3g

48.   Riz au Lait à l'Orange

Ingrédients :

1 tasse de riz cuit

2 tasses de lait d'amande

½ tasse de jus d'orange frais

1 cuillère à café de Stévia

½ cuillère à café de cannelle

Préparation :

Suivez les instructions sur le paquet pour cuire le riz. Réduisez le feu au minimum et ajoutez le lait d'amande et le Stévia. Mélangez bien pendant 15 minutes environ.

Retirez du feu et ajoutez le jus d'orange. Versez dans des petits bols. Laissez bien refroidir au réfrigérateur avant de servir.

Saupoudrez de cannelle selon votre goût.

Valeur nutritionnelle par portion : Kcal : 169, Protéines : 5.6g, Glucides : 32.5g, Lipides : 3.8g

49. Bâtonnets de Carottes au Citron

Ingrédients :

5 carottes

1 citron bio, coupé en quartiers

1 cuillère à soupe de romarin, haché

Pour la marinade :

1 cuillère à café d'ail émincé

1 tasse de jus de citron bio

½ cuillère à café de feuilles thym séchées

½ cuillère à café d'origan séché

Préparation :

Mélangez tous les ingrédients de la marinade dans un petit saladier. Remuez bien.

Trempez les carottes dans la marinade pour qu'elles soient bien recouvertes. Couvrez le saladier et laissez mariner au moins une heure.

Préchauffez le grill à feu vif. Mettez les carottes et ajoutez ½ tasse de la marinade au citron. Laissez griller environ 15 minutes, en remuant constamment. Rajoutez de la marinade si nécessaire. Mettez dans un plat.

Servez chaud accompagné de quartiers de citron et saupoudré de persil.

Valeur nutritionnelle par portion : Kcal : 92, Protéines : 1.4g, Glucides : 4.8g, Lipides : 0.9g

50. Champignons au Paprika Fumé

Ingrédients :

¼ de tasse de feuilles de coriandre fraîches, hachées

3 gousses d'ail, émincées

¼ de tasse de jus de citron

1 tasse de têtes de champignons

½ cuillère à café de paprika fumé

½ cuillère à café de cumin, moulu

½ cuillère à café de persil séché

Préparation :

Mettez la coriandre, l'ail, le paprika, le persil, le cumin et le citron dans un Blender. Mixez en incorporant progressivement l'huile et jusqu'à obtenir un mélange homogène.

Transférez dans un bol, ajoutez les champignons et remuez délicatement pour les recouvrir de sauce. Laissez reposer 2 heures au frais pour que les saveurs s'imprègnent.

Sortez du réfrigérateur et préchauffez le grill. Mettez-y les champignons et laissez griller 3-4 minutes de chaque côté. Ajoutez un peu de marinade pendant la cuisson.

Retirez du grill, mettez dans un plat et servez accompagné de quartiers de citron ou de légumes.

Valeur nutritionnelle par portion : Kcal : 301, Protéines : 8.4g, Glucides : 55.7g, Lipides : 0.6g

51. Muffins Anglais

Ingrédients :

1 tasse de farine

¼ de tasse de sucre brun

1 cuillère à café de levure

1 cuillère à soupe de beurre, fondu

2 tasses de lait écrémé

Préparation :

Mélangez tous les ingrédients secs dans un saladier et remuez bien. Ajoutez délicatement une cuillère à soupe de beurre fondu et le lait, jusqu'à ce que la pâte forme une boule. Vous pouvez ajouter un peu plus de lait pour améliorer la consistance. Mélangez bien, à la main ou avec un batteur électrique, pendant quelques minutes. La pâte devrait être très collante.

Puis, ajoutez de la farine (2 cuillères à soupe devraient être suffisantes) pour obtenir un mélange homogène et lisse. Couvrez, et laissez lever environ 15 minutes.

Pendant ce temps, préchauffez votre four à 175°C. formez vos muffins à l'aide de moules spécifiques.   Enfournez environ 20 minutes, jusqu'à ce qu'ils dorent. Sortez du feu et servez.

Valeur nutritionnelle par portion : Kcal : 141, Protéines : 5.2g, Glucides : 27.3g, Lipides : 1.2g

52. Pancakes au Potiron

Ingrédients :

5 blancs d'œufs

½ cuillère à soupe de cannelle

¼ de tasse d'avoine

½ cuillère à soupe de sucre

1 cuillère à soupe de lin, moulu

1/3 de tasse de potiron frais, en purée

Préparation :

Mélangez tous les ingrédients dans un saladier et mixez bien. Faites bien chauffer une poêle à feu moyen. Une fois bien chaude, gardez à température constante pendant toute la cuisson.

A l'aide d'une grande cuillère, mettez de cette préparation dans la poêle. Puis, faites cuire comme un pancake.

Valeur nutritionnelle par portion : Kcal : 164, Protéines : 4.2g, Glucides : 27.5g, Lipides : 0.5g

53. Salade Crémeuse au Persil

Ingrédients :

1 gros concombre, en rondelles

1 grosse tomate, grossièrement coupée

3 oignons verts, émincés

Une poignée de persil, haché

¼ de tasse de ricotta, sans sel

3 cuillères à soupe d'huile végétale

1 cuillère à soupe d'huile de coco

3 cuillères à soupe de jus de citron vert fraîchement pressé

Préparation :

Mélangez l'huile végétale avec l'huile de coco et le jus de citron. Remuez bien.

Puis, mettez les légumes dans un saladier et mélangez. Arrosez de sauce et servez.

Vous pouvez ajouter un peu de ricotta si vous le souhaitez.

Valeur nutritionnelle par portion : Kcal : 105, Protéines : 3.2g, Glucides : 14.7g, Lipides : 5.3g

54. Cookies aux Pépites de Chocolat

Ingrédients :

2 gros œufs

2 tasses de pépites de chocolat

1 tasse de beurre doux

Une pincée de cannelle moulue

2 ½ tasses de farine

½ cuillère à café de bicarbonate de soude

2 ½ tasse de sucre brun

Préparation :

Préchauffez votre four à 190°C. dans un bol, mélangez le beurre et le sucre brun jusqu'à obtenir un mélange mousseux. Puis, ajoutez les œufs et remuez bien pour les intégrer.

Dans un autre bol, mélangez le bicarbonate de soude, la farine et la cannelle.

Intégrez le contenu du second bol dans le premier. Ajoutez les pépites de chocolat à la main. Mettez cette préparation sur une plaque de cuisson et ajoutez une pincée de sel à chaque cookie. Laissez cuire jusqu'à ce qu'ils dorent, environ 10 minutes.

Valeur nutritionnelle par portion : Kcal : 49, Protéines : 0.6g, Glucides : 6.2g, Lipides : 2.8g

55.   Yaourt aux myrtilles

Ingrédients :

½ tasse de myrtilles

½ tasse de jus d'orange

1 ½ tasse de yaourt nature

1 tasse de fraises

1 banane, en rondelles

1 cuillère à soupe de miel

Préparation :

Mettez tous les ingrédients dans un Blender. Mixez pendant environ 1 minute, jusqu'à obtenir un mélange homogène. Ajoutez un peu de jus d'orange si nécessaire.

Transférez dans des verres. Placez 30 minutes au réfrigérateur avant de servir.

Valeur nutritionnelle par portion : Kcal : 189, Protéines : 6.8g, Glucides : 41.5g, Lipides : 1.2g

56.   Salade aux Blancs de Poulet Grillés

Ingrédients :

1 gros blanc de poulet désossé, sans peau et coupé en morceaux.

1 grosse tomate, coupée

1 poivron vert, finement émincé

1 gros concombre, en rondelles

Une poignée de laitue fraîche, déchiquetée

1 poivron rouge, finement émincé

Une poignée de persil, haché

4 cuillères à soupe d'huile d'olive

Pour le sauce :

¼ de tasse de jus de citron vert frais

3 cuillères à soupe d'huile d'olive

½ petite échalote, émincée

1 gousse d'ail, écrasée

Préparation :

Faites chauffer l'huile d'olive à feu moyen-vif. Ajoutez les blancs de poulet et faites revenir 5-7 minutes, en remuant constamment. Retirez du feu et réservez.

Mettez les légumes dans un saladier. Ajoutez les blancs de poulet et mélangez.

Dans un bol, mélangez les ingrédients pour la sauce. Battez bien avec une cuillère. Versez sur la salade et servez.

Valeur nutritionnelle par portion : Kcal : 171, Protéines : 31g, Glucides : 15.5g, Lipides : 25g

57. Muesli aux Pommes et aux Baies de Goji

Ingrédients :

1 tasse de flocons d'avoine

½ tasse de baies de Goji séchées

2 grosses pommes

3 cuillères à soupe de graines de lin

3 cuillères à soupe de miel

1 ¼ tasse d'eau de coco

1 ¼ tasse de yaourt nature

2 cuillères à soupe de feuilles de menthe

Préparation :

Râpez les pommes dans un saladier.

Ajoutez le yaourt, les baies de Goji, les graines de lin, les flocons d'avoine la menthe et l'eau de coco dans le bol. Mélangez bien. Laissez reposer une nuit au réfrigérateur.

Ajoutez le miel au muesli et servez !

Valeur nutritionnelle par portion : Kcal : 420, Protéines : 13.2g, Glucides : 57.4g, Lipides : 6.1g

58.   Burrito du Petit-Déjeuner

Ingrédients:

2 tranches de charcuterie bio (jambon ou autre)

1 cuillère à soupe de beurre

2 œufs entiers

¼ de tasse d'épinards hachés

2 cuillères à soupe de poivron, finement émincé

1 petite tomate, en morceaux

1 cuillère à café de coriandre fraîche

Préparation :

Mélangez les œufs et la coriandre dans un saladier et réservez.

Faites chauffer le beurre dans une poêle à feu moyen-vif. Faites revenir les épinards, la tomate et les poivrons pendant 3 minutes. Ajoutez les œufs et brouillez le tout avec une spatule. Lorsque les œufs brouillés sont prêts, retirez du feu et placez un peu de préparation sur chaque tranche de charcuterie.

Roulez le jambon et fermez les bords avec un cure-dent. Faites dorer la charcuterie des deux côtés et mettez dans un plat. Servez chaud.

Valeur nutritionnelle par portion : Kcal : 395, Protéines : 21.6g, Glucides : 19.4g, Lipides : 17.1g

59.   Soupe Crémeuse aux Asperges

Ingrédients :

170 gr d'asperges fraîches, équeutées et coupées

3 oignons verts, finement émincés

2 gousses d'ail, écrasées

2 cuillères à soupe de jus de citron vert fraîchement pressé

2 tasses de bouillon de légume, sans sel

½ tasse de crème

Une pincée de poivre noir, moulu

1 feuille de laurier

Préparation :

Faites chauffer l'huile dans une poêle profonde à feu moyen. Faites revenir les asperges 2-3 minutes pour qu'elles s'attendrissent. Ajoutez les oignons, l'ail et le poivre. Faites frire 2 minutes de plus.

Puis, ajoutez le bouillon de légume et la feuille de laurier. Portez à ébullition. Laisser cuire 5 minutes et retirez du feu.

Transférez dans un Blender. Ajoutez la crème et mixez.

Ajoutez le jus de citron vert et servez.

Valeur nutritionnelle par portion : Kcal : 115, Protéines : 19g, Glucides : 15.7g, Lipides : 4.6

60. Wraps Végétariens

Ingrédients :

1 tasse de tomates cerises, coupées den deux

1 tasse de chou rouge, finement émincé

½ tasse de haricots verts, cuits

1 cuillère à café de persil frais

2 cuillères à soupe de jus de citron frais

1 cuillère à soupe de sucre brun

1 cuillère à café d'origan frais

4 très grandes feuilles de laitue romaine

½ cuillère à café de poivre rouge, moulu

Préparation:

Dans une grande poêle, mélangez les tomates, l'origan et le poivre rouge. Remuez bien et faites revenir 2-3 minutes, à feu moyen. Ajoutez ensuite le reste des ingrédients, sauf la laitue, et couvrez. Laissez mijoter environ 10 minutes.

Divisez la préparation entre les feuilles de laitue et roulez. Fermez avec des cure-dents.

Servez.

Valeur nutritionnelle par portion : Kcal : 400, Protéines : 9.2g, Glucides : 61.3g, Lipides : 18.6g

61.   Soupe de Poulet à l'Ail

Ingrédients :

150 gr de blancs de poulet, désossés et sans peau

1 cuillère à soupe de persil frais, haché

5 gousses d'ail, finement hachée

1 petit oignon, émincé

1 cuillère à soupe de farine d'amande

4 cuillères à soupe d'huile végétale

Une pincée de poivre noir, moulu

Préparation :

Faites chauffer 2 cuillères à soupe d'huile végétale dans une poêle à feu moyen-vif. Ajoutez les oignons et 3 gousses d'ail. Faites revenir jusqu'à ce qu'ils soient translucides.

Transférez dans une casserole profonde. Ajoutez la viande, le persil et assaisonnez de poivre. Recouvrez d'eau, réduisez le feu, couvrez, et laissez mijoter 30 minutes.

Versez la soupe dans un grand saladier. Coupez la viande en morceaux.

Ensuite, faites chauffer 2 autres cuillères à soupe d'huile dans une casserole profonde à feu moyen-vif. Transférez la viande dans la casserole avec 2 gousses d'ail, et faites frire 1 minute. Ajoutez la farine et remuez constamment pendant 2-3 minutes.

Versez la soupe dans la casserole et remuez. Laissez cuire 10 minutes en remuant de temps en temps.

Servez chaud.

Valeur nutritionnelles par portion : Kcal : 93, Protéines: 12.8g, Glucides : 16.5g, Lipides: 22.4g

62. Porridge aux Bananes et Noix

Ingrédients :

1 banane bien mûre, coupée en rondelles

2 tasses de lait de coco non sucré

½ cuillère à soupe de cannelle

½ tasse de noix de cajou hachées

½ tasse d'amandes hachées

½ tasse de noix de pécan hachées

Préparation:

Dans un saladier, mettez les noix et ajoutez tout juste assez d'eau pour couvrir. Couvrez le saladier et laissez reposer toute une nuit. Egouttez et rincez à l'eau froide. Mettez dans un Blender avec les bananes, le lait de coco et la cannelle. Mixez jusqu'à obtenir un mélange épais et lisse.

Transférez cette préparation dans une poêle à feu moyen-vif. Faites cuire environ 5 minutes, en remuant constamment, jusqu'à ce que la préparation arrive à ébullition. Divisez en 4 parts individuelles dans des bols. Servez avec le reste des noix hachées.

Valeur nutritionnelle par portion : Kcal : 306, Protéines : 7.3g, Glucides : 17.6g, Lipides : 25.6g

63. Epinards au Fromage et Omelette à la Tomate

Ingrédients:

4 œufs entiers bio, battus

½ tasse de fromage frais, non salé

½ tasse d'oignons blancs, émincés

1 tasse d'épinards frais, finement hachés

6 tomates cerises, coupées en deux

1 cuillère à soupe de beurre

Une pincée de poivre noir, moulu

Préparation :

Faites chauffer le beurre dans une poêle à feu moyen. Lorsqu'il est fondu, faites revenir les oignons jusqu'à ce qu'ils soient tendres et versez les œufs battus. Laissez cuire 3 minutes jusqu'à ce que le dessous soit un peu doré.

Ajoutez le fromage, les épinards et les tomates sur un seul côté de la poêle et assaisonnez avec un peu de poivre. Soulevez délicatement l'autre côté de l'omelette, et recouvrez sur les tomates. Réduisez à feu doux et laissez cuire 2 minutes de plus.

Coupez l'omelette en tranches dans un plat et servez avec un peu de fromage par-dessus.

Valeur nutritionnelle par portion : Kcal : 210, Protéines : 18.3g, Glucides : 4.6g, Lipides : 14.8g

64. Salade Hawaiienne

Ingrédients :

½ petite pastèque, pelée et coupée en cubes

1 gros avocat bien mûr, pelé, dénoyauté et coupé en morceaux

1 cuillère à soupe de gingembre frais, râpé

1 cuillère à café de menthe fraîche, finement hachée

1 tasse de jus de citron

Préparation :

Mélangez tous les ingrédients dans un saladier. Versez le jus de citron et mélangez bien. Mettez au réfrigérateur pendant 30 minutes avant de servir.

Valeur nutritionnelle par portion : Kcal : 149, Protéines : 1.6g, Glucides : 22.7g, Lipides : 0.4g

65. Crêpes aux Amandes

Ingrédients :

1 tasse de farine d'amande

2 œufs entier bio

½ tasse d'eau

½ cuillère à café de bicarbonate de soude

¼ de cuillère à café de sucre

2 cuillères à soupe de beurre clarifié

Préparation :

Mélangez la farine et le bicarbonate de soude dans un saladier et réservez.

Dans un bol, battez les œufs, le sucre et 1 cuillère à soupe de beurre clarifié. Versez les œufs dans le saladier avec la farine et remuez jusqu'à obtenir un mélange homogène. Si la pâte est trop épaisse, ajoutez un peu d'eau jusqu'à obtenir la bonne consistance. Couvrez le saladier avec un chiffon et laissez reposer 15 minutes.

Mettez le reste de beurre dans une poêle à feu moyen-vif. Une fois chaud, mettez juste assez de pâte pour couvrir le fond de la poêle. Laissez cuire jusqu'à ce que le dessous soit légèrement doré et retournez. Répétez jusqu'à ce que vous ayez terminé la pâte. Placez les crêpes sur un plat.

Servez chaud avec votre nappage préféré, ou nature.

Valeur nutritionnelle par portion : Kcal : 150, Protéines : 6.2g, Glucides : 4.3g, Lipides : 13.6g

66.   Salade de Betteraves et Ricotta

Ingrédients :

140 gr de betteraves, pelées et coupées en quartiers

2 grosses oranges, pelées et coupées

1 tasse de roquette, déchiquetée

½ tasse de ricotta non salée, émiettée

Une pincée de poivre noir

1 cuillère à café de graines de chia

2 cuillères à soupe d'huile d'olive extra vierge

Préparation :

Mettez les betteraves dans une grande poêle à feu moyen-vif. Laissez cuire 10 minutes, jusqu'à ce qu'elles soient tendres. Retirez du feu et égouttez. Réservez.

Pendant ce temps, mélangez l'huile, le poivre et les graines de chia dans un saladier. Remuez bien et réservez.

Dans un plat, mélangez la roquette, les oranges et les betteraves. Recouvrez de ricotta et assaisonnez.

Servez.

Valeur nutritionnelle par portion : Kcal : 134, Protéines : 8.6g, Glucides : 15.3g, Lipides : 10.4g

67. Blancs de Poulet aux Epinards Crémeux

Ingrédients :

500 gr de blancs de poulet, désossé et sans peau

2 tasses d'épinards, hachés

1 tasse de yaourt, allégé

3 poivrons verts

3 piments

2 petits oignons, émincés

1 cuillère à soupe de gingembre, moulu

1 cuillère à café de poivre rouge, moulu

4 cuillères à soupe d'huile végétale

Préparation :

Lavez et séchez le poulet à l'aide de papier absorbant. Coupez-le en morceaux. Emincez les oignons et les poivrons, et réservez.

Faites chauffer l'huile dans une grande poêle. Ajoutez les oignons, les piments et les poivrons, et faites revenir quelques minutes. Puis, ajoutez le poulet et saupoudrez de gingembre et de poivre. Faites frire 10 minutes, jusqu'à ce que le poulet soit légèrement doré.

Pendant ce temps, mélangez le yaourt et les épinards dans un Blender. Mixez pendant 30 secondes. Ajoutez cette préparation dans la poêle et laissez cuire jusqu'à ce que les épinards soient bien cuits et moelleux.

Couvrez, retirez du feu et laissez reposer 10 minutes avant de servir.

Valeur nutritionnelle par portion : Kcal : 292, Protéines : 26.4g, Glucides : 7.2g, Lipides : 18.3g

68.   Salade du Pirate

Ingrédients :

2 pommes, pelées et coupées en morceaux

2 grosses oranges, pelées et coupées en quartiers

2 grosses bananes, pelées et en rondelles

2 kiwi, pelés et en rondelles

1 cuillère à soupe de rhum

1 tasse de jus de citron

1 cuillère à soupe de sucre

1 cuillère à café de zestes de citron

Préparation :

Mélangez les pommes, les oranges et les bananes dans un saladier. Versez ½ tasse de jus de citron et remuez bien. Ajoutez le kiwi et les bananes et mélangez.

Dans un bol, mélangez le reste du jus de citron avec le rhum et les zestes de citron. Versez sur la salade et mettez 1 heure au réfrigérateur avant de servir.

Vous pouvez servir cette salade avec de la glace ou ajouter les fruits de votre choix.

Dégustez !

Valeur nutritionnelle par portion : Kcal : 142, Protéines : 1.7g, Glucides : 43.5g, Lipides : 0.3g

69.   Cassolette de Purée de Haricots Rouges

Ingrédients :

1 tasse de haricots rouges, précuits

½ tasse de haricots verts

½ tasse de têtes de champignons

1 tasse de fromage frais (type 'cottage'), non salé

1 tasse de yaourt grec

2 blancs d'œufs

2 cuillères à soupe d'huile d'olive

Préparation :

Mettez les ingrédients dans un Blender et mixez pendant 30 secondes. Préchauffez votre four à 150°C.

Graissez un plat avec 2 cuillères à soupe d'huile d'olive. Versez la préparation dans le plat et enfournez pendant 10-15 minutes. La préparation doit être légèrement dorée. Sortez du four et laissez reposer environ 10 minutes. Coupez en 4 parts égales.

Servez chaud.

Valeur nutritionnelle par portion : Kcal : 259, Protéines : 15.7g, Glucides : 46.4g, Lipides : 8.5g

70.   Poulet à la Grecque

Ingrédients :

4 blancs de poulet, coupés en deux

1 tasse de fromage frais (type 'cottage'), non salé

½ tasse de yaourt grec

1 tasse de concombres, en morceaux

1 tasse de laitue, déchiquetée

1 tasse de tomates cerises

½ tasse d'oignons, émincés

5 gousses d'ail, finement hachées

2 cuillères à soupe de jus de citron frais

1 cuillère à soupe d'origan séché, en poudre

½ cuillère à café de poivre rouge, moulu

3 cuillères à soupe d'huile d'olive

6 pitas de blé complet, coupées en 4

Préparation :

Lavez et coupez la viande en morceaux. Réservez.

Mélangez le fromage frais, le yaourt grec, les légumes et les épices dans un Blender. Mixez pendant 30 secondes.

Faites chauffer l'huile d'olive à feu moyen. Faites revenir les morceaux de poulet pendant 20 minutes environ, en remuant constamment. Ajoutez la préparation aux légumes dans la casserole. Mélangez bien et laissez cuire 10 minutes de plus. Retirez du feu et divisez en 6 parts égales.

Servez avec les pitas.

Valeur nutritionnelle par portion : Kcal : 490, Protéines : 46.2g, Glucides : 22.5g, Lipides : 24.4g

71. Fromage Frais aux Légumes

Ingrédients :

½ tasse de fromage frais (type 'cottage'), non salé

1 petit oignon émincé

1 petite carotte, en rondelles

1 petite tomate, en rondelles

2 poivrons

1 cuillère à soupe d'huile d'olive

Préparation :

Lavez et séchez les légumes avec du papier absorbant. Coupez-les en fines lamelles ou rondelles.

Faites chauffer l'huile d'olive à feu moyen et faites revenir les légumes pendant environ 10 minutes, en remuant constamment. Les légumes doivent être tendres. Puis, ajoutez le fromage frais. Laissez cuire 2-3 minutes de plus.

Retirez du feu et servez.

Valeur nutritionnelle par portion : Kcal : 175, Protéines : 15.5g, Glucides : 7.3g, Lipides : 9.2g

72. Salade Simple au Citron Vert

Ingrédients :

½ blanc de poulet, désossé et sans peau

½ concombre, en rondelles

1 petite tomate, grossièrement coupée

1 tasse de laitue fraîche, déchiquetée

1 petit poivron vert, en lamelles

1 cuillère à soupe de jus de citron vert

3 cuillères à soupe d'huile d'olive

Préparation :

Lavez et séchez la viande. Coupez-la en morceaux. Faites chauffer l'huile d'olive à feu moyen-vif. Ajoutez les morceaux de poulet et faites revenir environ 10-15 minutes, jusqu'à ce qu'ils soient bien dorés. Retirez du feu, et laissez refroidir un instant.

Pendant ce temps, mélangez les légumes dans une boite hermétique. Ajoutez la viande et mélangez bien. Assaisonnez de sel et de jus de citron vert. Refermez le couvercle, et vous êtes prêt.

Valeur nutritionnelle par portion : Kcal : 70, Protéines : 7.9g, Glucides : 11g, Lipides : 2.4g

73. Lentilles Rôties

Ingrédients :

½ tasse de lentilles, crues

2 cuillères à soupe d'huile d'olive

1 cuillère à café de poivre noir, moulu

1 cuillère à café de piment rouge, moulu

1 cuillère à café de cannelle, moulue

Préparation :

Commencez par faire cuire les lentilles. Versez 2 tasses d'eau dans une casserole et portez à ébullition. Ajoutez les lentilles et laissez bouillir environ 15-20 minutes, jusqu'à ce qu'elles soient tendres à l'intérieur, sans s'écraser. Retirez du feu et rincez bien à l'eau froide. Egouttez et réservez.

Préchauffez votre four à 150°C. dans un saladier, recouvrez les lentilles de sel, huile d'olive, poivre, piment et cannelle. Versez les lentilles dans un plat de taille moyenne et enfournez environ 20 minutes.

Préparées de cette manière, les lentilles peuvent se conserver une quinzaine de jour dans un récipient hermétique.

Valeur nutritionnelle par portion : Kcal : 238, Protéines : 28g, Glucides : 19.5g, Lipides : 8.5g

AUTRES TITRES DU MEME AUTEUR

70 Recettes Efficaces pour Prévenir et Traiter le Surpoids : Brûler les Graisses Rapidement grâce à un Régime Adapté et une Alimentation Intelligente

Par

Joe Correa CSN

48 Recettes pour se Débarrasser de l'Acné : Le Moyen Rapide et Naturel de Régler vos Problèmes d'Acné en Moins de 10 Jours !

Par

Joe Correa CSN

41 Recettes pour prévenir Alzheimer : Réduit ou Elimine vos Symptômes de l'Alzheimer en 30 Jours ou moins !

Par

Joe Correa CSN

70 Recettes Efficaces Contre le Cancer de Sein : Prévenez et Combattez le Cancer du Sein grâce à une Alimentation Intelligente et à des Aliments Puissants.

Par Joe Correa CSN

www.ingramcontent.com/pod-product-compliance
Lightning Source LLC
Chambersburg PA
CBHW051025030426
42336CB00015B/2716